Janette Nebelsiek · Burn-Out: Diagnose Brustkrebs

Janette Nebelsiek

Burn Out: Diagnose Brustkrebs

biographisches Sachbuch

Weimarer Schiller-Presse

FRANKFURT A.M. WEIMAR LONDON NEW YORK

Die neue Literatur, die – in Erinnerung an die Zusammenarbeit Heinrich Heines und Annette von Droste-Hülshoffs mit der Herausgeberin Elise von Hohenhausen – ein Wagnis ist, steht im Mittelpunkt der Verlagsarbeit. Das Lektorat nimmt daher Manuskripte an, um deren Einsendung das gebildete Publikum gebeten wird.

Bibliografische Information der Deutschen Nationalbibliothek
Die Deutsche Nationalbibliothek verzeichnet diese Publikation in der Deutschen Nationalbibliografie; detaillierte bibliografische Daten sind im Internet abrufbar über http://dnb.d-nb.de.

Die Autoren des Verlags unterstützen den Bund Deutscher Schriftsteller e.V., der gemeinnützig neue Autoren bei der Verlagssuche berät. Wenn Sie sich als Leser an dieser Förderung beteiligen möchten, überweisen Sie bitte einen – auch gern geringen – Beitrag an die Volksbank Dreieich, Kto. 7305192, BLZ 505 922 00, mit dem Stichwort „Literatur fördern“. Die Autoren und der Verlag danken Ihnen dafür!

Lektorat: Dr. Annette Debold

Websites der Verlagshäuser der Frankfurter Verlagsgruppe:

www.frankfurter-verlagsgruppe.de
www.frankfurter-literaturverlag.de
www.frankfurter-taschenbuchverlag.de
www.publicbookmedia.de
www.august-goethe-literaturverlag.de
www.fouque-literaturverlag.de
www.weimarer-schiller-presse.de
www.deutsche-hochschulschriften.de
www.deutsche-bibliothek-der-wissenschaften.de
www.haensel-hohenhausen.de
www.prinz-von-hohenzollern-emden.de

Gedruckt auf säurefreiem, alterungsbeständigem Papier, hergestellt aus chlorfrei gebleichtem Zellstoff (TcF-Norm).

Printed in Germany

ISBN 978-3-8372-1480-2

Ein Unternehmen der Holding
FRANKFURTER VERLAGSGRUPPE AKTIENGESELLSCHAFT
In der Straße des Goethehauses/Großer Hirschgraben 15
D-60311 Frankfurt a/M
Tel. 069-40-894-0 ▪ Fax 069-40-894-194
E-Mail lektorat@frankfurter-literaturverlag.de

Frauen v. d. Wechseljahren / Deutsche Krebshilfe

Meine Kindheit

Als ich 1963 zur Welt kam, war ich das dritte Kind: das erste Mädchen meiner bürgerlichen Eltern. Sie waren sicher sehr glücklich über meine Geburt. Eine schöne Kindheit hatte ich, so viel weiß ich, und ich schätze diese unbeschwerte Zeit. Am ehesten denke ich dabei an die schönen Urlaube mit meinen Eltern und Geschwistern, zwei älteren Brüdern. Als ich zwei Jahre alt war, reisten wir das erste Mal ins österreichische Tirol.

Die Einschulung erfolgte erst mit sieben, da ich ein September-Kind und etwas Spätentwickler war. Ein Kindergartenplatz war nicht nötig, beziehungsweise es gab ihn nur für Familien auf dem Lande, wo die Mutter berufstätig war und mitverdiente. Es war zu dieser Zeit so! Frauen am Herd und so ziemlich allein verantwortlich für die Erziehung der Kinder.

Erste Anzeichen sozialer Inkompetenz fielen noch nicht auf. Allerdings eine sehr große Schüchternheit. Mündlich etwas zum Unterricht beizutragen fiel mir außerordentlich schwer, die Diktate und ersten Rechenarbeiten fielen auch bescheiden mit Ausreichend aus. Eine Versetzung in die nächste Klasse war somit immer möglich. In die moderne neue Gesamtschule wurde ich nach der Grundschulzeit wurde ich in die moderne neue Gesamtschule eingeschult. Dort durchlief ich die Förderstufe mit erheblichen Anpassungsschwierigkeiten an das neue Schulsystem: dauernd neue Klassenräume, durch verschiedene Kurse immer wieder wechselnde Lehrer und Klassenkameraden. Freundschaften zu beginnen fiel mir auch damals schon schwer. Die Klassenzusammengehörigkeit fehlte, und die Diskriminierung durch das A/B/C-System tat mir damals bereits psychisch weh. Mein Vater war sehr daran interessiert, dass ich einen Realschulabschluss bekommen sollte; um seinem Stolz

Genüge zu leisten, machte ich das System in dem für mich schwierigen Umfeld mit. Polytechnisch sowie fremdsprachlich im Fach Englisch begabt, hielt ich trotzdem tapfer durch und beendete diese Schulform 1981. Allerdings mit einem sehr zweifelhaften Notendurchschnitt, wegen einer Fünf in Mathematik und einer Vier in Deutsch.

Ausbildung und Mitarbeit in einem Familienunternehmen

1981 begann ich eine Ausbildung zur Einzelhandelskauffrau in einem Familienunternehmen, was mir unheimlich viel Selbstvertrauen in meinem Leben gab. Der Mode/Textil-Warenbereich lag mir sehr gut. Allerdings begann meine Ausbildung mit einer Reise nach Bregenz über Lindau. Mit dem Zug von Kassel fuhr ich damals zu einem Seminarhaus oberhalb des Bregenzer Sees. Tolles Ambiente. Dort bekamen wir als Auszubildende hilfreiche Tipps im Umgang mit Menschen und mehr Selbstbewusstsein sowie Teamgeist. Die Ausbildung im Kaufmännischen endete mit einer Prüfung durch die IHK Kassel und der Note drei bis vier. Somit war ich Einzelhandelskauffrau und arbeitete als Verkaufsberaterin weiterhin im gleichen Familienunternehmen. Es gab damals internationale Marken wie En Vogue: Bademode, Damenwäsche und Aussteuerware; alles edelste Zwirne, z. B. aus der Schweiz, den USA, Ägypten, Italien – Seide, Mako-Satin, Flach-Jacquard, Jersey, Frottee etc. Farben, Stoffe und Zwirne waren sechs Jahre meine Welt.

Tod meines Vaters

Als ich mit meinem langjährigen Freund unseren ersten Sohn erwartete, entschied ich mich für Kind und Haus und blieb nach der Erziehungszeit wegen meines kleinen Jungen ganz zu Hause, kümmerte mich um seine Erziehung und um meine kleine Familie. Nach drei Jahren (1990) kam meine Tochter Juliette hinzu. 1994 machte Tochter Janine unser damaliges Familienglück vollkommen. Außer meiner Familie interessierte ich mich auch noch für das damals wachsende eigene Familienunternehmen, welches mein Ehemann zu jener Zeit expandierte, und half ab und zu mit. Mein eigener Wunsch ging dann über eine damalige Fremdfirma, Santander Fensterprofile, in Erfüllung. Dort wurde ich in das brüderliche Fensterfabrikunternehmen als Marketingkraft eingestellt. Ich vereinbarte unter anderem Termine. Zwischen 1990 und 2003 verstarben meine Eltern. Mein Vater an akuter Leukämie, als er noch Oberfeuerwehrmann im Volkswagenwerk Baunatal war, innerhalb von drei Monaten. Meine Mutter lebte daraufhin mit einem neuen Partner. Das war – so knapp nach dem Tod unseres Vaters – sehr schwer für uns Kinder zu verarbeiten. Nun gut, unsere Mutter lud meinen zwei Jahre jüngeren Bruder ein, mit seiner eigenen Familie ins elterliche Haus einzuziehen. Dies tat er nach seinem Aufenthalt in Barcelona. Sein damaliges berufliches Domizil lag dort, weil er vom Arbeitgeber Volkswagenwerk Baunatal nach Spanien versetzt worden war. Seit er zu unserer Mutter ins Haus gezogen war, wurde er auch zum Besitzer und Eigentümer. Er zahlte uns Geschwister ordentlich aus – dies wurde alles durch einen ortsansässigen Notar besiegelt. Mit diesem Geld, das ich von meinem Bruder bekam, machte ich etwas anderes als mein noch mal älterer Bruder, welcher sein Geld gewinnbringend anlegte, was er später für sein Eigenheim verwendete. Beide Brüder, sowohl der eine, der einmal beruflich nach Barcelona ging, als auch mein noch mal älterer Bruder,

der auch mit seiner Familie in der Nähe von uns ortsansässig wurde, gingen beruflich weite Wege. Schanghai war einmal, durch die Siemens AG, ein Arbeitsort meines älteren Bruders.

Um „alles besser zu begreifen", meldete ich mich über meinen Hausarzt (er starb ebenfalls 2002 an akuter Leukämie) in der stressigsten Zeit meines Lebens, wie ich es damals schon empfand, in ein kreiseigenes Heim auf Sylt an. Dorthin fuhren meine damals erst kurz nacheinander geborenen Kinder zusammen mit mir und vielen erholungsbedürftigen Rentnern aus unserem Kreis in einem Bus – alleine, ohne unseren Familienpapa. Das empfinde ich heute als falsch! Die Urlaube bis zu jenem Tag verbrachten wir nämlich immer zusammen. Gran Canaria, weil es dort von den Eltern meines ersten Ehemannes ein schickes Apartment gab. Seine Eltern fliegen dort regelmäßig für mehrere Wintermonate hin, von November bis Mai. Dieser bekannte Urlaubsort existiert bis heute. Darüber freut sich immer noch der größte Teil der Familie.

Kindererziehung und Tagesstruktur

Jedenfalls ging alles weiter, auch in der Kindererziehung. Der Familienzuwachs meines dritten Kindes war ein weiteres Highlight. Auch, wenn ich jetzt zurückdenke, in einer für meinen ersten Ehemann schwierigen Zeit. Er hatte seit der Grenzöffnung viele neue Aufträge, und die Produktion der Fenster wurde wahr. Alles war schnell, zu schnell gewachsen. Als meine dritte Geburt als Spontangeburt gut überstanden war, stillte ich auch dieses Kind. Meine Energie und der überdurchschnittliche Ehrgeiz ließen es zu. Meine Mutter lebte damals noch weitere neun Jahre. Sie riet mir: „Still nicht so lange." Daraus wurden dann alles in allem neun Monate. Die Kleine bekam als Zufütterung eines vier Monate kleinen

Säuglings Möhren und täglich eine Banane. Auch meine beiden Kleinkinder erhielten regelmäßige Mahlzeiten, die Tagesstruktur war bestens. Abends ging ich sehr häufig in diesen Jahren mit meiner Kleinsten ins Bett. In mein Bett, da sie nur schwer sonst eingeschlafen wäre. Neben dem Kinder-zu-Bett-Bringen war es ein vollgefüllter Tag mit diversen Aktivitäten:

Kinder waschen
Kinder anziehen
Kinder Mahlzeiten herstellen
Mit meinen Kindern frühstücken
Brote und Obst herstellen und meine Kinder zur Schule beziehungsweise zum Kindergarten bringen
Hund ausführen
Betten machen
Saugen
Bäder reinigen
Wäsche waschen
Einkäufe erledigen
Mittagessen vorbereiten
Wäsche bügeln
Gartenarbeit
Straße kehren
Auto tanken, waschen
Fenster putzen (gelegentlich als zusätzliche Aufgabe)
Kinder regelmäßig von der Schule, gegebenenfalls vom Bus abholen

Zusammen essen,
Geschirrspülen (unter Beaufsichtigung),
Hausaufgaben machen lassen (mit dem erzieherischen Ziel, dass jeder seine Schulaufgaben selbstständig anzufertigen hat),
Gespräche mit meinen Kindern führen, lachen und kuscheln, spielen (alles, während ich auch damals teilweise Erschöpfungszeiten hatte, die ich aber mit regelmäßigen Mittagsschläfchen ausglich)

Kinder zu ihren Aktivitäten bringen, z. B. Feuerwehr; meine mittlere Tochter machte gern solche Aktivitäten, auch Turnen für Mädchen, Tanzen.
In dieser Zeit rief ich auch eine Mutter-Kind-Turngruppe mit einer damaligen Nachbarin ins Leben. Wir nahmen an einem eigens dafür ausgeführten Lehrgang teil.
Krabbelgruppen besuchte ich zusammen mit meinen Kindern, als sie dementsprechend alt waren, circa bis im Alter von fünf Jahren, regelmäßig an einem Wochentag, um sie, neben dem Kindergarten, sozialkompetent zu erziehen.

Um 18 Uhr waren wir am Abendessen, etwas Fernsehen, KiKA
Spätestens um 20 Uhr lagen meine Kinder in ihren Betten, ab und zu gab es auch am Abend vor dem Zu-Bett-Bringen noch ein Bad, gegebenenfalls auch Schwimmbad.
Wobei meine Kinder zu gegebener Zeit und im angemessenen Alter an einem Schwimmkurs teilnahmen, zu dem ich sie auch immer hinfuhr.
Kindergeburtstage kamen ebenfalls dazwischen, von meinen eigenen Kindern oder ihren Freunden;
ab und zu gingen wir zu McDonald's, allerdings nie zu Kindergeburtstagen, die organisierte ich selber.

Beschäftigte Zeit

Abends sehr spät kam ihr Vater nach Hause. Dann lagen wir alle schon im Bett.

Alles Private kippte – es gab keine gemeinsamen Urlaube mehr durch den übereifrigen beruflichen Einsatz. Alles, da mein erster Ehemann durch den wirtschaftlichen Aufschwung infolge der Grenzöffnung 1989 mehr als ausgelastet war. Er war viel in Coswig und Dresden, um dort riesige Wohnblöcke als Montagearbeiter zu beaufsichtigen und zeitgleich die Produktion in Gudensberg aufzubauen. Immer um die großen Rosinen im Sack mitzubekommen – um es mal bildlich darzustellen. Er war übereifrig fleißig. Seine Brüder und er selber – dies nur mal, um einen Eindruck zu vermitteln – unter all dem Druck in jenen Jahren. Da war 1989, als auch meine Oma verstarb, mit einundachtzig Jahren im Elternhaus – die Mutter meines Vaters, der an akuter Leukämie kurz vor Renteneintrittsalter verstarb! Die ganze Schwangerschaft mit meiner Tochter Julia war von Schockzuständen seitens des normalen Todes meiner Oma väterlicherseits geprägt, und kurz nach der Geburt Juliettes dann die schreckliche Nachricht, mein Vater hat die schlimmste Leukämie, unheilbar!!! All die Emotionen einer spontanen Geburt meiner kleinen Tochter waren durch die Diagnose meines Vaters so betrübt. Dann auch noch der Ehemann weg. Da, wo ich ihn echt mal gebraucht hätte in meinem Leben. Eine ganze Weile nach der Taufe vier Monate später verstarb mein Vater an einem Sommertag. Dem letzten im Juli 1990. Morgens um 7 Uhr erreichte mich die Nachricht einer Schwester vom Krankenhaus, dass mein Vater verstorben sei. Das riss mir damals den Boden schon fast weg. Eine Trauerzeit begann, in der ich einen Tapetenwechsel im nächsten Januar 1991 brauchte. Die offene Badekur mit Wind an der Nordsee auf Sylt.

Als Juliette mit drei in den Kindergarten kam, fing ich an, im Büro meines ersten Ehemannes unter anderem Lieferscheine vom Material der Kunststofffenster zu prüfen. Kurz vor meinem dreißigsten Geburtstag verlor der Zwillingsbruder meines ersten Ehemannes seine Frau durch Trennung. Später starb sie!

Jedenfalls liefen Geldgeschäfte, in die ich keine Einsicht haben konnte als „Nur-Hausfrau", sie auch niemals erlangte, weil ich Mutter unserer erst zwei Kinder zu der Zeit war – etwa 1988/89. Mein Ehemann bekam damals fortwährend ein gleichbleibendes Gehalt, um unsere Kosten zu decken für Ernährung und Versicherungen (die durch einen Allianzgeneralvertreter üppig abgeschlossen wurden; die Hälfte des Einkommens wurde durch Allianz monatlich abgebucht). Das Eigenheim wurde auch durch eine Lebensversicherung meines Ehemannes finanziert. Alles hatte seine Begründung – jeder Monat verging, und wir hatten genug zum Leben. Auch für einen Campingplatz am Edersee mit gebrauchtem Wohnwagen im Januar, obwohl der Monat bekannterweise immer mit vielen Nebenkosten behaftet ist beziehungsweise war! Eine Schwäche für schöne Kleider hatte ich, seit ich in meine Ausbildung zur Textileinzelhandelskauffrau ging. Also lockten die kleinen Kinder immer wieder zum Kauf schöner Dinge und Sachen. Eine Einrichtung war vorhanden in dem Stil, der zu einer jungen Familie passte.

Eine unbeschwerte Zeit, alles in unserer kleinen Familie lief bis dahin gut, auch ein Urlaub auf Gran Canaria war wieder einmal ein besonderes Highlight. Dieser Urlaub im Mai brachte uns neun Monate später überdies unsere liebe Tochter Juliette.

Aufbau der Firma und Umzug in ein neues Firmengebäude

Ich glaube, wie schon zuvor in meiner Erzählung erwähnt, liegen viele schwerwiegende Ereignisse in den Jahren 1988–1998 und 2000–2013, was ja jetzt gewiss wurde. In der Familie meines ersten Ehemannes wurde mir, außer meinen Spontangeburten, wenig Aufmerksamkeit zuteil. Es drehte sich alles um den Ehrgeiz, die Firmenidee des Großvaters zurückzuerobern. Denn er war auch bereits in den Siebzigerjahren an der gleichen Stelle in Konkurs gegangen. So viel weiß ich, da in meinem Heimatort das alte Schulgebäude saniert wurde, um dort die Arbeiter aus Portugal wohnen zu lassen. Allerdings zog nach dem Konkurs erst der sechs Jahre ältere Bruder mit seiner damaligen Freundin ein und wenig später die Großeltern meiner Kinder väterlicherseits; der ältere Bruder heiratete. Die Schwägerin damals baute mit dem älteren Bruder in den vielen Jahren erst einmal eine Montage-Vertriebsfirma für Fenster und Türen auf, die dann in den Achtzigerjahren wieder nach Gudensberg an den alten Standort der enteigneten väterlichen Gebäude zog. Die Übersiedlung wurde von dessen drei Söhnen (einer der Zwillingssöhne war damals mein Ehemann) als Geschäftsführer vollzogen. Die zurückerworbenen alten Firmengebäude, erst im Gudensberger Raum und dann 1997, wollten die Brüder vergrößern, was ihnen in Gudensberg vom damaligen Bürgermeister vereitelt werden sollte. Aus dieser Überlegung heraus suchten die Brüder nach einer geeigneten Immobilie. Diese wurde in Bad Emstal mit dem ehemaligen Gebäude der bekannten Maho-Werke gefunden.

Einen Tag gab es in meinem Leben, an dem ich dachte, ich muss auch da mitwirken in der neu erworbenen Produktion mit schickem großem Bürotrakt. Es hatte sich alles am Anfang zugetragen, meine Kleinste kam zur Probe in den Kindergarten,, erst am Nachmittag in eine Gruppe, anschließend morgens. Mein Wunsch war, im Büro mitzuwirken; Termine zu vereinbaren wurde zu meiner Aufgabe. Hierzu schrieb ich bereits ein paar Zeilen, nur hatte ich noch nicht erwähnt, dass sich auch ein Seitensprung meines ersten Ehemannes in dieser Zeit zugetragen hatte. Eigentlich möchte ich darüber nicht mehr nachdenken, weil viele Jahre vergangen sind, und genauer gesagt die Ehe entzweiging, da ich einem Gesprächstherapeuten mehr Glauben an meine selbstständige Lebensweise schenkte. Ich steigerte mich in meinen zwei offiziell durchgeführten Gesprächstherapien hinein, auch in diese, eine Analyse! Mit dem Auszug 2005 aus dem Familienhaus endete eine Ära für mich. Allein zu leben war derartig schwer. Hundertsechzig Stunden in einem bekannten Fastfood-Restaurant suchte ich mir selber aus. Fatal auch eine Wohnung (zwei Zimmer), nur um mal zu mir zu kommen!

Zu der Entscheidung, eine Arbeit in einem Schnellrestaurant anzunehmen: Heute würde ich Nein sagen! So was passt überhaupt nicht zu mir. Lobby, Kasse, Service, Verkauf im Autobahnschnellrestaurant McDonald's – dies war eine Flucht!

Insolvenz des Familienunternehmens

Mit dem Flüchten hatte ich es auf einmal sowohl sprichwörtlich als auch tatsächlich, denn bevor ich auszog aus dem überschriebenen Teil einer mir anteilig gehörenden GmbH, die damals ja auch schnell gegründet wurde, um zu retten, was die beiden Brüder meines ersten Ehemannes in der nächsten Zeit – genau gesagt war es 1999, als mit dem geführten Unternehmen alles kippte – dann doch verloren haben. Ja, Übereifer und falsche Beratung ließen die gemeinsame Firma GmbH & GbR sinken wie die Titanic.

Zu dieser Zeit machte meine Persönlichkeit eine schwerwiegende Wandlung durch. Ich schäme mich, weil ich ab da zwei Jahre lang durch eine trügerische Abhängigkeit zum Opfer wurde.

Ab da ging alle Treue meiner langjährigen Ehe und meines Mutterseins in Scherben. Die Entscheidungen in der Folgezeit hatten alle damit zu tun. *Er* war es, der mir die nötige Aufmerksamkeit zu gegebener Zeit gab. Meine Kinder gab ich auch ein paar Mal zu Freundinnen, ließ sie aber niemals alleine. Sogar eine beste Freundin sagte mal zu mir: „Mach das doch ruhig! Du kommst mir so vor, als wäre dein Akku jedes Mal aufgeladen, wenn du von ihm kommst."

Alles begann an einem Abend, an dem mich dieser Jemand aufforderte: „Haben Sie Mut!" „Ja", hab ich gesagt ... Es war Autosex!!! Schrecklich, ich will daran nicht mehr denken, dann schaudert es mich! Dieser Mann war neunundfünfzig, also damals hätte ich vom Alter her seine Tochter sein können. Ausgerechnet der Mann, der von der Deutschen Bank geschickt wurde; als Interimsmanager arbeitete er für 5000 DM im Monat (die Höhe der monatlichen Zahlung an ihn bekam ich mit, weil die Summe mal in dem Raum genannt wurde, in dem ich mich damals aufhielt)! Für die neue Produktionsfirma der Gebrüder war er dazu bestimmt worden, in allen Angelegenheiten beratende Funktion auszuüben. Mir wurde die Aufgabe erteilt, mich um ein Exposé der alten Produktionshalle zu kümmern und Listen anzufertigen, um mit den enthaltenen Daten zwecks Terminvereinbarung in telefonischen Kontakt zu treten. Dies führte ich zu seiner Zufriedenheit aus, bis an jenem Tag, als das Einschreiben wegen des Schimpfwortes kam. „Meine Kündigung!"

In diesen Zeiten begann ich einen Verbündeten zu bekommen, nur im falschen Umfeld. So verschwiegen, wie ich sein musste, kam zwei Jahre nichts an die Oberfläche, bis auf einzelne Personen, denen ich es anvertraute, aber niemand konnte damit umgehen. Ich bekam ein Handy, um es für Verabredungen zu nutzen, immer erreichbar für diesen Mann zu sein. Alles wurde von mir zu lange geduldet. Es erfolgten oft Anrufe, auch als er abzog und keine Aufgabe mehr hatte, denn die Insolvenz schritt fort. Heutzutage denke ich oft, hätte ich doch niemals als Ehefrau den Schritt, im Unternehmen mitzuwirken, gemacht. Meine Kündigung kam von meinem Schwager per Einschreiben, weil ich ihn ein Arschloch genannt habe. Es war an einem Vormittag, als ich ins Büro wollte, auch dort war und keine Außendienstlerin mehr da war, für die ich Termine vereinbaren konnte. Im neu erworbenen Gebäude war nämlich die ehemalige Bürokraft; sie arbeitete im Anschluss im Produktionsbüro, als die verstorbene erste Ehefrau des Zwillingsbruders meines ersten Ehemannes als erste Kraft im Gudensberger GbR-Produktionsbüro. Diese junge, blonde, langbeinige Frau wurde zur Außendienstlerin. Nun war ihr gekündigt worden; die Firma im neuen Stil aufzuziehen scheiterte an der Auftragslage, hohen Konventionalstrafen, einer wichtigen Maschine, die nicht lief, und der Produktionsstraße, die nicht arbeitete wie geplant. Diese Problematik hatten die Gebrüder gemeinsam durchzustehen. Die Buchhaltung im kleinen Stil in dem vorigen Firmengebäude, mit Standort in der Heimat, verwaltete meine Schwägerin.

Die Jahre vergingen, alle Vorhaben meines ersten Ehemannes, die neu erworbene Produktionshalle samt Bürogebäude noch zu retten, scheiterten. Alle Projekte wurden verhindert. Der Unternehmenspark, der Gedanken an die Verbindungen zu einem Vertriebsbausparberater ebenfalls. Alles fühlt sich heute für mich so an, als wäre ich benutzt und ausgehorcht worden. Denn die Idee, die mein Ehemann nach kippender Produktion bundesweit hatte, nämlich die eines modernen Callcenter-Unternehmensparks, beziehungsweise die Hallen und Gebäude selber gingen dann an Insolvenzverwalter über.

Die Ehefrau, die alles von Anfang an mit aufbaute. Eines Tages vor circa fünfzehn Jahren erkrankte sie an Brustkrebs, wurde operiert und lebt bis heute, schon als zweifache Großmutter und wieder als Selbstständige, die einen Fenstervertrieb im kleineren Stil betreibt. Der andere Schwager bekam eine neue Partnerin in den besseren Zeiten, in denen wieder alles lief. Er gründete ein eigenes Unternehmen, welches heutzutage sogar erneut eine Fensterproduktion betreibt.

Letzter gemeinsamer Familienurlaub

Die Familie hält jetzt mehr denn je zusammen, die damalige Auffanggesellschaft wurde eine GmbH für eine bekannte Sicherheitstechnikfirma, die ja im überlieferten Sinne auf mich zurückgeht und durch meinen Verzicht auf Haus und Firma entstehen konnte. Die Ideen stammen vom Großvater, zusammengemixt mit dem Montagewissen des ersten Ehemannes und dem kaufmännischen Knowhow meines Sohnes. Mein alleiniger Sohn aus erster Ehe hält praktisch den Betrieb am Leben, was ich sehr schön und beeindruckend finde!

Ja, unser letzter Familienurlaub ist mir noch sehr gut in Erinnerung. Da wir zusammen nach Kroatien fuhren, damals, im Jahr 2005, wobei die Reise mehr oder weniger von der neuen Partnerin des Zwillingsbruders meines ersten Ehemannes geplant wurde. Dies war nun wirklich kein Erholungsurlaub! Er fing mit dem Packen eines Luxuswohnwagens an, den der sehr auf Wohlstand ausgerichtete Großvater – von Sternzeichen Löwe – uns damals großzügig stellte! Ich mag ihn heute noch!

Er sagte damals vor der Abreise noch wohlwollend, mir würde so eine Reise auch mal gut tun. Ich fuhr mit. Nur, nach zwei Tagen

Reise flüchtete ich von dem erreichten Ziel. Meinen Pass erlangte ich nur, indem ich den ersten Ehemann bat, mich zur Rezeption zu begleiten, um dadurch die Herausgabe zu bewirken. Dies war wirklich der Fall! Ich zog mir an gegebener Stelle die nötige Währung aus dem Bankautomaten. Fuhr von Rab nach Krk, von dort mit dem Bus nach München und von München direkt nach Hause – alles mit öffentlichem Nahverkehr und Regionalzug. Zu Hause holte ich den Setter ab, der bei den Eltern meines ersten Ehemannes geblieben war. Nun hatte ich den Hund und wartete mit ihm zusammen auf die Rückkehr meiner Angehörigen, die wirklich erst am Tag nach Ablauf des geplanten Familienurlaubs erfolgte. Kurz und gut, es dauerte danach nicht mehr lange, und der Notartermin zur Überschreibung aller Vermögenswerte fand statt. Ich persönlich wollte dies so. Alles wurde eingeleitet. Ein schrecklicher Tag im November 2005 beendete meine Vermögenswerte- und Familiengeschichten-Ära. Von diesem Tag an begann meine in erschreckendem Maße anstrengender werdende Reise. Erstmalig ging ich freiwillig in eine Vitos-Klinik in Nordhessen, wofür ich einen Einweisungsschein von der damaligen Analyse-Psychologin erhielt. Mein Bruder, der mal in Barcelona arbeitete und jetzt in meinem Elternhaus wohnt, fuhr mich zur Vitos-Klinik. Keiner redete wirklich mal mit mir in dieser Zeit! Man kann doch niemanden so in sein Unheil laufen lassen. Was habe ich damals nur gedacht beziehungsweise gemacht? Niemals war das meine eigene Überzeugung!!!

Falscher Umgang

Erstmals merkte ich auch, dass ich meine Familie vermisste, und an dem Gedanken daran, alle zu verlieren, zerbrach ich förmlich. Ich brach dort wirklich zusammen. Blieb nach meiner körperlichen Stabilisierung. Ging einmal in vierzehn Tagen an einem Wochenende heim zur Familie. Dann glaubte ich wieder aufgenommen zu sein. Das war die Zeit, bis ich tatsächlich noch mal durch Irrglauben an einen neu erworbenen Freund geriet, den ich damals bei dem vierzehntägigen Aufenthalt in einem Malkurs kennenlernte; nur war das jemand, der selber beziehungsunfähig war und sich wegen Suizidversuchs dort befand. Kein wirklich guter Umgang für mich, da er außerdem ein sprichwörtlicher Schmarotzer, einer der auf Kosten der Frauen lebt, war und bestimmt auch jetzt noch so weitermacht. Ich brach zu ihm jeglichen Kontakt sehr schnell ab. Alle ließen mich gehen, ohne mich festzuhalten! Die Offenbarung eines Seitensprunges hatten mir ja die Menschen verziehen, aber dann fing ich nach Kennenlernen des Schmarotzers wieder an mich trennen zu wollen. Während des Aufenthaltes in der Vitos-Klinik waren Vorsätze in mir aufgekommen, nie wieder von meiner Familie getrennt sein zu wollen. Der bescheuerte Glaube, einem solchen Schmarotzer meine Zeit schenken zu wollen, war, wie schon erwähnt, vollkommen daneben und unnötig. Dadurch geriet ich wieder in den blödesten Irrsinn meines Lebens.

Kaum wieder zu Hause, schon begann ich Verabredungen unnötiger Art zu treffen. Kein bisschen schlauer, welche Konsequenzen alles haben würde! Eine Bekannte besuchte mich damals, um im Gespräch mit mir ihre Bandaufnahme für ihr Diplom in Psychotherapie zu erhalten. Sie sagte mir selbst: „Petra, in deinem Film will keiner mitspielen.“ Da hörte ich zwar genau hin, aber die folgenden Entscheidungen, nun auszuziehen, mich endgültig zu trennen, traf ich trotz alledem. So, als ob ich derart stark gemacht worden wäre, in der vorausgegangenen Gesprächsanalyse-Behandlung. Alles in einer Gesprächstherapie anzusprechen, darüber zu reden – kein Mensch kann aufgehalten werden bei solchen Verhaltensweisen. Doch heute ist mir klar, dass alle Mühe, selbstbewusster zu werden, so dermaßen ausgeartet ist, dass einem schlecht oder gar schwindelig werden könnte. So viel Energie, alles verlassen zu wollen, was einem einmal lieb und teuer war! In einer laufenden Gesprächstherapie solche tatkräftigen Entscheidungen zu treffen, halte ich für sehr schwerwiegend. Sie niemals mehr rückgängig zu machen. Sich selber so zu schaden, kann man niemandem empfehlen. Aufpassen, achtsamer sein, Gespräche führen, mit den Personen, denen man verbunden ist. Niemals mehr würde ich mich von meinem ersten Ehemann scheiden lassen. Sicher war es nicht leicht in den vergangenen Jahren, doch sollte man immer auch mal an die schöne Zeit denken. Sich in meinem Fall anderen anzuvertrauen, halte ich für falsch. Der Mann, der mir drei Kinder geschenkt hat, ist immer in meinen Gedanken, genau wie meine drei Kinder.

Die abgebrochene Reise im August vergesse ich nie, immer in diesem Monat denke ich daran, dass es mein letzter Urlaub mit allen zusammen war. Die Verwandten, die damals dabei waren, haben jetzt eine neue Fensterproduktion auf den Namen der Partnerin des Zwillingsbruders. Die Versuche, Kontakt zu halten, scheiterten bislang noch, aber ich stand hin und wieder in telefonischem Kontakt zu der Partnerin. Sie sagte damals zu mir auf dem Campingplatz, Janette, bleib hier, bitte mach das nicht! Mir waren von meinem damaligen Schwager verletzende Worte gesagt worden, in die Richtung, mal mit anzupacken, den Luxuswohnwagen zu rangieren, obwohl der eine Fernsteuerung hatte. Ich störte mich auch an dem Redebedarf, den mein Ehemann damals mit der Partnerin des Zwillingsbruders hatte. Ebenso störte mich damals im Wohnwagen, den wir mit fünf Personen bewohnten, das Verhalten meines Sohnes, der seine Anziehsachen alle auf die Erde verteilte. Ein Zwischenfall gehörte sicher nicht in meine Familie: Ich machte eine verletzende Bemerkung zu meinem Sohn, dass er meine kleinste Tochter, seine kleinere Schwester, nicht anfassen solle. Das hatte mein älterer Bruder einmal bei mir versucht, unter einer Decke, als wir damals bei meiner Oma im Wohnzimmer Fernsehen schauten. Es war nur einmal, aber es reichte, denn ich konnte nie richtig frei

Streicheleinheiten an meiner Scheide in meinem weiteren Leben zulassen; mein Ehemann konnte mir meine Beine als junge Frau immer streicheln, nur wenn er in die Nähe meiner Scheide kam, verkrampfte ich mich. Ich nehme an, dass das Kindheitserlebnis damit zusammenhing. Ich entschuldige mich hiermit für die Behauptung beziehungsweise strenge Aussage, die nicht stimmte. Wie allzu oft schon im Fernsehen gehört, oder früher durch Aufklärungsreihen, sollen Doktorspiele bei Kindern nicht selten sein. Allerdings ist es wichtig bei jedem Menschen, dass Grenzen gesetzt werden. In der beginnenden Beziehung zu meinem ersten Freund, welcher auch mein späterer erster Ehemann wurde, lief im Sexualleben alles sehr gut! Die Affären hätte ich nicht gebraucht!

Der Glaube und eine Kirchengemeinde beziehungsweise Kirchenzugehörigkeit sind in den bisher beschriebenen schweren Zeiten des Loslassens vielleicht ein sinnvollerer Anker!

Arbeitseinsätze

Viele anstrengende Versuche folgten dann, die Arbeit zu behalten. Arbeit zu suchen machte mir immer Spaß, doch aus irgendwelchen Gründen verlor ich die errungene Arbeitsstelle, oder bei Zeitarbeit ging der Arbeitseinsatz meistens nur so lange, bis eine Schwäche zutage trat, zum Beispiel mangelnde Sehkraft in einer stressigen Zeit; erste Anzeichen dafür gab es bei einem Zeitarbeitseinsatz in einem Metallunternehmen in Hann. Münden, wo ich Fehler an fertigen Getriebeteilen nicht richtig sah. Da war mein Einsatz vorbei.

Bei verschiedenen anderen Einsätzen lag es auch an mangelnder Ausdauer. Die Grippe kam mehrmals in den nächsten Jahren hinzu, eine Impfung half auch nicht wirklich. Mein Immunsystem litt in den letzten Jahren. Die verschiedenen Jobs, keine wahren

Freundschaften. Keine neue Partnerschaft. Schichtarbeit folgte. Eines Tages begann ich doch nach jemandem zu suchen, über eine Partnerbörse eines regionalen Magazins. Sie brachte Michael in mein Leben. Schnell war klar, dass wir uns gut ergänzten. Er hatte eine sechs Jahre andauernde Beziehung gehabt, sie war bei ihm vorüber. Ein halbes Jahr war nun nach meiner Scheidung vom ersten Ehemann vergangen. Eigentlich, wenn ich es heute betrachte, zu wenig, um eine neue feste Beziehung einzugehen.

Neue Bindung

Der Einzug von Michael folgte, wir gaben uns in einem einwöchigen Urlaub auf Amrum das Jawort. Meine und seine Familie waren nicht dabei, am 08.10.2008, doch sehr schnell holte uns der Alltag ein, zwei Kündigungen lagen zu Hause in unserem Briefkasten; ob wir nun selber schuld waren, sei dahingestellt, jedoch waren wir beide bei verschiedenen Zeitarbeitsfirmen. Es lag an der bevorstehenden Weltwirtschaftskrise, die damals herrschte. Das Unternehmen bestellte schnell sämtliche Zeitarbeiter ab. Es ging in Konkurs. Ja, viele neue Versuche und Praktika folgten über die Agentur für Arbeit, auch eine Weiterbildung als Demenzbetreuerin nach § 87b, laut Bundesregierung ein Beruf, in dem Leute vermittelt werden, jedoch noch keine anerkannte Ausbildung. Ein halbes Jahr intensive Schulung. Während dieser Zeit nahm ich zwischendurch auch noch zweigleisig eine Reinigungsstelle an, weil mein Ehemann einen Haus- und Grundstücksservice anbot. Dabei übernahm ich einen Auftrag, reinigte ein Haus zusätzlich zu Schule und eigenem Haushalt mit 70-qm-Wohnung damals, ein Kilometer entfernt in der Nähe meiner Tochter, die ja im Haushalt vom ersten Ehemann lebte. Jedenfalls war ich immer bemüht Arbeit zu haben und zu halten. Jedoch nahm ich auch noch eine Tätigkeit über eine Zeitarbeitsfirma auf – auffallenderweise immer wieder die gleiche und immer wieder mit neuem Vertrag. Damals hatte ich zusätzlich zur Schule, gegen Ende, als sie kurz vor dem Abschluss war, einen sehr kräftezehrenden Einsatz in einer Spedition, einem Logistikzentrum der Bundeswehr. Dort kamen schwere Teile hin zum Einlagern, es herrschte ein ebenso militärischer Ton, wenn abends der Chef der Truppe zu Hause war. In Schicht arbeitete ich dort, bis auch dieser Einsatz zu Ende ging, denn ich hatte eine Bewerbung mit Erfolg im Bereich der Demenzbetreuung geschrieben und eine feste Stelle bei der AWO Nordhessen erhalten. Die elfköpfige Gruppe wurde an mehreren Tagen beschäftigt, zudem bei vierzehntägigem Wochenenddienst, welcher auch im wöchentlichen Rhythmus folgte. Die Zahlung war anständig, und zu der Zeit endete überdies meine Gesprächstherapie bei meinem langjährigen Gesprächsanalysetherapeuten.

Absetzen eines bestimmten Medikamentes und Wechsel eines sicheren Arbeitsplatzes

Ich bekam durch einen speziellen Arzt, den ich aufsuchte, Tabletten verschrieben, eine pro Tag. Ein Mittel namens Venlafaxin 75 mg. Dieses Medikament nahm ich ein halbes Jahr lang bei einer Gewichtszunahme von 10 kg, so lange, bis ich glaubte sie nicht mehr zu benötigen, da ich ja den Beruf als Alltagsbegleiterin in einem nordhessischen AWO-Unternehmen hatte und das Beschäftigungsverhältnis ziemlich sicher war. Bei fünfzehn Stunden wöchentlich kam ich mit Überstunden damals auf 800 Euro. Ich setzte das Mittel, das ich vom Kollegen meines in Ruhestand gegangenen Psychoanalyse-Arztes bekam, wahrscheinlich unprofessionell ab. Auffallend, dass zeitgleich ein neues Angebot in meinem erlernten Modeberuf winkte, über eine bekannte Zeitarbeitsfirma. Allerdings lief dies über Bochum, mit Einsatz in Kassel zwanzig Stunden die Woche, an Wochenenden frei! Ein erstes Wochenende im September 2010 brachte mich dann zu der neuen Tätigkeit – ein Kennenlern-Wochenende mit den Chefinnen des Kasseler Kaufhauses in Bochum, wo eine weitere Filiale im Kaufhaus mit zig Modelabels eröffnen sollte. Man nahm mich noch mit ins Team auf. Ich bekam dann von der AWO-Einrichtungsleiterin eines nordhessischen Standortes, also meiner Chefin, meine Kündigung.

Ich arbeitete in dem neuen Umfeld mit neuen Mitarbeiterinnen.

Das Absetzen der Tabletten und die verschiedenen Vorhaben, mich vom schnell geheirateten Ehemann Nummer zwei doch wieder zu trennen, erfolgten auffallend in der Zeit. Da ich ein neues Umfeld hatte beziehungsweise einen Arbeitswechsel vorgenommen hatte, wollte ich alles rasch ändern.

Schnell fand sich eine Apartmentwohnung, und eine nette „Gabe" meiner lieben neuen Schwiegermutter sorgte für den nötigen Rückhalt, auch die Verständigung, dass ich mich im Guten trennen wollte. Die Wohnung klein, aber fein, im schönsten Viertel Kassels mit bester Straßenbahnanbindung. Allerdings wurde im Kaufhaus nicht der gewünschte beziehungsweise geplante Umsatz erzielt. Einige private Wege legte ich so, als wäre ich ferngesteuert. An einem Tag meldete ich mich nicht korrekt ab und war ein paar Stunden nicht am Arbeitsplatz. Ging einen Weg erledigen in privater Sache, Wohngeld zu beantragen. Die Chefin verstand die Welt nicht mehr. Ich wurde an der Kasse auch als Versagerin hingestellt. Insbesondere eine spezielle Firma aus Berlin hielt noch zu mir, doch das half nichts mehr. Ich hatte bei einem Kassensturz irgendwie einen vergessenen 100-Euro-Schein übersehen; die Kollegin am Abend hatte versäumt ihn herauszunehmen, und ich habe ihn beim Kassensturz auch nicht gesehen, da wurde mir gekündigt. Jedenfalls war ich in der Zeit sehr gestresst. Konnte die neue Wohnung auch leider nicht halten. Die Wohnung, der Arbeitsplatzwegfall – alles so nicht geplant. Was für eine schreckliche Zeit hatte ich da entfacht. Ich bin ehrlich, nur durch solche Missverständnisse ging alles schief!

Eine Weihnachtskarte aus Berlin von der in meinen Augen großartigen Unternehmerin erreichte mich in meiner damals schicken kleinen Ein-Zimmer-Apartmentwohnung. Es war ein Haus, in dem ein geschmackvolles Ambiente herrschte. Alles, was dann noch einen Versuch wert war, nahm ich an, allerdings wieder über die altbekannte größte Zeitarbeitsfirma in Kassel. Diese Tätigkeit übte ich drei Wochen mit meinem neu erworbenen Vertrag aus. Der Einsatz dort scheiterte an fiebriger Bronchitis-Grippe, an der ich in der Firma bei meinem neuen Einsatz eines Elektronikzulieferers für die Automobilindustrie litt (Lampen für Audi zum Beispiel stellten die her, die Platinen wurden auf ihre Funktion getestet). Es waren alles schöne, saubere Arbeitsplätze in Schichtarbeit, doch nach kurzem Einsatz wurde ich, wie das Unglück es wollte, krank. Die Zeitarbeitsfirma ist da auch knallhart in der Probezeit, die nehmen keine Rücksicht, da fliegt man raus!!!

Tagesambulanz

Die freiwillige ambulante Zeit bei der Tagesklinik fing mich in dieser Zeit wieder auf! Die Wohnung hatte ich nun nicht mehr, ich ging von dem Ort zur Arbeit, wo ich 2009 schnell hinzog, der Ort, in dem die Mutter meines zweiten Ehemannes wohnte. Sie wurde damals schnell nach unserer Heirat Witwe. Die ganze Zeit zwischen 2008 und 2010–2011 war extrem anstrengend, auch wegen einer Autofinanzierung, die allerdings über eine Versicherung verfügt, wenn die Darlehnsnehmerin Erwerbsminderungsrente bekommt. Na ja, so war es auf keinen Fall geplant. Während meines ambulanten Aufenthaltes in der Tagesklinik von 8–16 Uhr fing ich an, mich zu stabilisieren. Aber ein Aufenthalt in einer speziellen

Einrichtung, um zurück in den Beruf zu finden beziehungsweise nach Gründen für meine Probleme zu suchen, wurde auch abgelehnt. Der Antrag auf Erwerbsunfähigkeit jedoch genehmigt. Nach dem Höllentrip war ich sehr dankbar. Aus dem Aufenthalt in der Tagesklinik ging ich gestärkt hervor, suchte mir geringfügige Jobs; mit täglicher Eineinhalb–Stunden-Beschäftigung pro Arbeitstag landete ich bei der Kindertagesstätte Kleine Stromer GmbH. Dann nahm ich auch noch eine Demenzkrankengruppe hinzu, die durch mich an Wochenenden unter anderem Gedächtnistraining erhielt. Kleine Bastelarbeiten und Terrassengänge ins Freie unter meiner Betreuung leistete ich auch für ein Jahr. Beide Minijobs waren insgesamt auf ein Jahr kombiniert. Leider keine freien Wochenenden mehr. Dafür hatte ich immer genügend Geld und Zeit, um meine damals siebzehnjährige Tochter von der Berufsschule abzuholen. Allerdings nahm ich 80 km täglich Fahrt auf mich, ein gemeinsamer Mobilfunkvertrag machte die Verständigung einfacher. Ja, meine Tochter nahm und nimmt den Vertrag bis heute gerne noch in Anspruch, um sich nach mir zu erkundigen. Den Führerschein bekam sie vom Vater und die Begleitung (für Fahranfänger) stellte ich ihr mit meiner Anwesenheit ein Jahr gerne zur Verfügung.

Erstmals nur für mich da zu sein, eine völlig neue Situation!

Umdenken, so überraschend!

Ich war es gewohnt, für meine Kinder da zu sein.

An verschiedenen Arbeitsstellen zu sein.

Gescheiterte Versuche ins sichere Vollzeitarbeitsleben

Im vergangenen Zeitraum kam es auch noch zu einem Sturz in schwindelnder Höhe. Und wiederum einige Zeit nach dem Tagesklinikaufenthalt vor den beiden Minijobs war ja überdies noch eine richtig lange andauernde Therapiemaßnahme nötig. Ich fühlte mich damals schon einmal sehr ausgebremst, als ich in eine fehlende Treppenplanke geriet. Bei einem nochmaligen Versuch, einen Job zu finden, vor dem Antritt meiner Erwerbslosenrente! Es waren alles Versuche Vollzeit zu arbeiten, um mindestens 1.000 € zu verdienen. Alles vor Erwerbslosenrente. Diese Gedanken wurden gut formuliert. Damals erlitt ich die Sprunggelenksverletzung – bloß einmal komisch umgeknickt, und das nur wegen Arbeitssicherung und kurzem Auftritt bei der bekannten Zeitarbeitsfirma. Alles wurde sechs Wochen lang gut behandelt. Nur gebremst war ich sehr, in jeder Hinsicht! Mein Arbeitsleben war aus. Alle Versuche misslangen. Versuche, immer wieder in Arbeit zu kommen, gab es auch kurz nach meinem ambulanten Tagesklinikaufenthalt, unter anderem nochmals bei einer in der Nähe gelegenen McDonald's-Filiale. Ja, mit meiner Bewerbung bekam ich dort ein Vorstellungsgespräch und sofort eine Anstellung als Vollzeitmitarbeiterin. Kam an die Kasse und legte los, wie ich es gelernt hatte in den Jahren 2005/2006. Ich hatte keine Schwierigkeiten, war auch schnell wieder drin im McDonald's-Aktionen-Fieber, an Wochenenden teilweise auch erneut bis 01.30 Uhr. Doch eines Sonntags gab es wieder Schlangen an der Kasse wegen der Aktionswochen. Meine Arbeitsschuhe hatte ich erhalten, somit war das sichere Laufen auf den Fliesen hinter dem Kassenbereich möglich, denn mit normalen Schuhen/Turnschuhen bestand Rutschgefahr! Alles lief gut, dann gab es an einem Sonntag, als ich wieder Dienst hatte, eine neue Burger-Aktion, und ich hatte Schwierigkeiten, mich so schnell darauf umzustellen. Im Kopf und beim Eintippen einer Bestellung, da merkte ich es wieder: Die Stressbewältigung bei der Fastfood-Bedienung und dem schnellem Wechsel auf neue Aktionen ist für mich ein Problem. Ich nahm alles sonst leicht auf, aber die notwendige Seite im Kassensystem zu finden! Dann die Bemerkung eines Kunden an meiner Kasse, der sagte: „Zu Ihnen stelle ich mich nie wieder an!" Ich nahm diese Äußerung gleich zu ernst und beendete nach neun Tagen meinen Vollzeitvertrag bei McDonald's von mir aus! Keiner wollte das! Ich machte es! Fing an, nach Minijobs zu schauen, auch in der Kita – der Tipp machte mich wieder neugierig, wegen des höheren Stundenlohns, ja, der lag bei 8,50 Euro. Da blieb ich ein Jahr vor meiner Diagnose, die dann im neuen Jahr kam.

Ödipus-Vermutung

Nun erhalte ich seit 2012 – voraussichtlich bis August 2014 – meine Erwerbsminderungsrente. Bis 400 Euro darf ich dazuverdienen. Also nahm ich an Wochenenden auch die Demenzgruppe an. Damit ich nur wegkonnte – raus aus dem Haus meiner Schwiegermutter. Wo seit Jahr und Tag bei mir wirklich ein „wohnlicher" Schock entstand, da diese Frau bei jeder Kleinigkeit auf die Klingel drückte, um ihren Sohn um Hilfe zu bitten. Alle Versuche, die ich machte – an Samstagen, wenn sie ihren Honig verkaufen ging, putzte ich mal Fenster, das wollte sie nicht – waren vergeblich. Also hörte ich auch dort auf, mich anzustrengen! Weil sie nur mit ihrem Sohn wirtschaften wollte. Auch heute noch, nach meiner Erkrankung, ist sie ständig am Wirbeln – mit achtundsiebzig Jahren. Sie wollte damals, dass ihr Sohn zurückkam ins Haus. In der Zeit unserer Arbeitslosigkeit hatte nämlich im gleichen Haus eine 60-qm-Wohnung kurzfristig zur Verfügung gestanden. Mein zweiter Ehemann ist ein Ödipus! Verzeihung – ich habe so den Eindruck, wenn er mich wirklich geliebt hätte, wäre er 2009 nicht so rasch zu seiner Mutter zurückgezogen, um ihr den Hilfsboten im Haus zu machen, schließlich hatte er vor 2009 in seiner Arbeitslosigkeit eine kleine Firma mit Hilfe des Amtes gegründet. Nur lief alles nicht länger als ein Jahr, weil er auch oft abgerufen wurde, so stelle ich heute fest. Er hatte ständig Pausen im Arbeitsleben. Die kleine Haus- und

Grundstücksfirma endete auch schnell, zu schnell, um es mal zu sagen.

Wenn er noch mal um weitere Unterstützung beim Amt gebeten hätte! Die Krankenkasse wurde ein Jahr vom Amt übernommen. Den langen Atem und die finanzielle Unterstützung auf mindestens fünf Jahre hätte es gebraucht.

Affären

Verschiedene Pannen haben alles bedingt. Mein ständiger Versuch, hier aus dem Haus wegzuziehen, scheiterte auch – meinen zweiten Ehemann zu verlassen gelingt mir nicht. Eine Zeit des Nachdenkens begann hiermit. Viele virtuelle Versuche, nach einer neuen Partnerschaft ohne Fake Ausschau zu halten, scheiterten gleichfalls, aber schmerzhaft! Einmal entschied ich mich, einen Witwer in der Auenanlage in Kassel zu treffen, doch auch dies wurde mir irgendwie so dermaßen zum schmerzhaften Erlebnis! Ich traf diesen Mann um die sechzig. Warum hatte mich wieder die Lust auf eine neue Affäre/ein neues Kennenlernen, diesmal über eine Internet-Partnerbörse, ergriffen? Er kam mit seinem Mercedes. Er wollte mir sofort einen Kuss geben, ich ließ dies zu. Elegant schritten wir durch die Aue! Am Montagmorgen hat dort kein einziges Café auf, sich dort zu verabreden war total irrsinnig, leichtsinnig, da ist kaum jemand am Montagmorgen! Ich einigte mich, kurz mit ihm ins Auto einzusteigen; er wollte mich dort an meine Brust fassen, was er auch prompt tat. Sehr feste Massage folgte im Handumdrehen; ich fühlte mich dabei sehr schlecht, sagte ihm, dass ich in meinem Auto lieber nach Hause fahren möchte. Meinem Ehemann erzählte ich von meinem gescheiterten Versuch, jemand über Internet kennenzulernen. Auch andere Kontakte waren Betrugsdelikte, die ich von vornherein abwehrte.

Mehrmals merkte ich, dass die virtuelle Welt fürchterlich ist. Keinerlei gute, erstrebenswerte Erfahrungen, niemals werde ich so etwas nochmals tun. Das waren virtuell mehrere einschneidende Erlebnisse, die kein Mensch braucht. Dies festzustellen, war auch nochmals ein derber Schock.

Entdeckung einer Wölbung in der rechten Brust/Brustzentrum

Um Weihnachten 2012 stellte ich eine Wölbung an meiner rechten Brust fest. Dies verfolgte ich weiter, indem ich mich im Januar in der neuen Praxis meiner Gynäkologin anmeldete. Es war auch höchste Zeit, denn sie stellte per Ultraschall schon eine Veränderung im Gewebe fest. Zuvor war ich im vorangegangenen Oktober noch bei ihr gewesen. Ich schilderte ihr meine Probleme einer sehr starken Regelblutung, sieben Tage meist. Sie gab mir ein Rezept – Mönchspfefferkapseln. Als ich die nahm, bekam ich im Oktober im Anschluss sechs Tage Kopfschmerzen. Ich brach die Einnahme wieder ab. Die Zeit sprach nun dafür: Im Januar lagen seit dem erstmaligen Auftreten der ungewöhnlichen Wölbung mittlerweile etliche Wochen dazwischen, als der Mammografiebefund eine Weiterüberweisung ins Brustzentrum nötig machte. Da wurde eine Gewebeuntersuchung angeordnet, danach kam die Diagnose: ein gering differenzierter, invasiv-duktaler Mamakarzinomtumor, ER: positiv (Allred: 8); PR: positiv (Allred: 7); Fish: (negativ). So stand es in dem Diagnosebrief. Ich war sehr still!

Überwachung und Untersuchungen nach der Diagnose

Bei der Verkündigung dieses Untersuchungsergebnisses war ich sehr still und gefasst. Die Zeit vor der Chemotherapie nutzte ich, um mich mit meinen Kindern gemeinsam darauf vorzubereiten, denn um eine Chemotherapie kam ich wegen des Befundes leider nicht herum. Es war das erste Mal, dass bei mir so etwas ernsthaft auftrat. Nun ja, ein Geburtstag meiner Tochter Juliette fiel in die Diagnosezeit. Sie wurde in dem Jahr dreiundzwanzig und wünschte sich im Elternhaus zusammenzukommen, wo wir mal gemeinsam gelebt haben; die Situation machte dies möglich. Nur im engsten Kreis unserer einstmaligen Familie. Alles war sehr harmonisch. Die Zeit der Vorbereitung zur Chemotherapie ging danach weiter. Viele Prophylaxe-Untersuchungen folgten. Ohne weitere Befunde. Rezepte für eine Perücke und ein Taxischein wurden mir im Brustzentrum überreicht. Soweit wurde alles gut vorbereitet und organisiert. Die Studienbehandlung erklärte mir eine zuständige Sekretärin. Ich hatte mich dafür entschieden. Laboruntersuchungen der benötigten Blutwerte wurden regelmäßig entnommen, ich erhielt auch nochmals einen Ultraschall bei Beginn der Behandlung. Die Entnahme des Wächterlymphs blieb ebenfalls ohne Befund.

Knochen und Organe waren laut Untersuchung in einer speziellen Praxis frei von Metastasen. Einmal war ein Leberwert nach regelmäßigen Thrombosespritzen hoch. Dies änderte sich dann kurz nach meinem ersten Eingriff, bei dem der Wächterlymph herauskam und mir ein Port eingesetzt wurde. Ich war zu Hause, hatte Zeit für mich alleine und meinen Hund, den ich zu Rentenanfang aus einem Tierheim geholt hatte. Ich machte lange Spaziergänge.

Ich konnte Kraft tanken in der neu erweckten Natur. Es wurde Frühling, und ich hatte so etwas Furchtbares vor mir!

Chemotherapie

Gesprächstherapien kannte ich ja, aber jetzt lag eine lange Chemotherapie vor mir. Onkopsychologie, alles neue medizinische Gebiete, womit ich zuvor noch nichts zu tun hatte. Bei meinem Vater war ja alles akut und unheilbar gewesen, sehr schlimm!!!

Ein wilder Cocktail voller Gedanken. Da wird einem beim Überlegen schon schwindelig. Tut eine Chemotherapie weh? Hat man Schmerzen? Die Mittel, die einem während der Studientherapie gespritzt werden, beziehungsweise die Mittel, die mir dann gegeben wurden, waren so gut, dass ich eine rote Gesichtshaut hatte und schläfrig durch den jeweiligen Chemotherapietag alles ganz gut vertrug. Das Eigengewicht/Körpergewicht wird zur Chemotherapie für eine richtige Dosierung benötigt. Seit September vor der Diagnose hatte ich im Februar laut Gewebeentnahme und pathologischem Befund 10 kg Körpergewicht durch Disziplin und einen Milch-Eiweiß-Shake; die Gewichtsabnahme machte mich glücklicher als sonst. Allerdings diese Diagnose im Februar 2013 zu erhalten war sehr, sehr schwer zu begreifen. Nichts hatte ich in diese Richtung gedacht beziehungsweise vermutet. Mein zweijähriger Hund benahm sich manchmal albern, im Spiel stupste er mich mal an genau den Busen, wo ich die Wölbung bekam, danach dachte ich, er habe bei mir genau da einen Bluterguss verursacht, dem war aber nicht so! Es war ernster als vermutet. Brustkrebsdiagnose! Ich erhielt sie als Allererstes durch einen Rückruf meiner Gynäkologin; sie sagte am 4. Februar 2013 am Telefon: „Es ist bei Ihnen Brustkrebs festgestellt worden."

Auch Mönchspfeffer, der bei Menstruationsbeschwerden von meiner Frauenärztin nur kurzfristig eingesetzt wurde trieb wahrscheinlich den schon vorhandenen Tumor an. Eine Woche Kopfweh, dann setzte ich das pflanzliche Mittel selbst ab!

Ja, die vorbereitenden Maßnahmen erläuterte ich ja bereits auf den Seiten zuvor.

Nun erhalte ich eine neoadjuvante Studienchemotherapie, die vor einer OP eingesetzt wird; sie ermöglicht, dass der Erfolg der Behandlung nachweisbar ist. Hierzu wird vom pathologischen Institut eine feingewebliche Untersuchung vorgenommen und beurteilt, ob und inwieweit sich der Tumor zurückgebildet hat.

Persönlicher Eindruck

Nach Bekanntwerden meiner Diagnose Mammakarzinom, negativer Tumor 2,6 mm, wurde mir dies von der behandelnden Oberärztin Frau Dr. Wüllner des Brustzentrums im Elisabeth-Krankenhaus mitgeteilt; laut Tumorkonferenz begannen auch schnell die Vorbereitungen für die angewandte Chemotherapie in Studie. Für meinen Befund eignet sich der Behandlungsarm A, so wird es in der Studientherapie genannt. Zwölf wöchentliche Chemotherapien mit Paclitaxel, anschließend alle drei Wochen zusätzlich für die Behandlung des umliegenden Gewebes; außerdem zwölfmal Paclitaxel über Port, dies war eine rote Chemosubstanz mit Eibe, die ja hochgiftig ist! Der Name lautete EC. Jedenfalls wurde nach sechsmaliger Anwendung ein guter Behandlungserfolg laut Sonografie festgestellt. Der Tumor war auf einen Zentimeter geschrumpft. Die damalige Chirurgin sagte: „Da ist schon gute Dynamik festzustellen." Nach sechzehn Chemotherapien war der Tumor vollständig weg, jedenfalls laut Sonografie- und Mammografie!

Sogar mein Herz blieb unbeschadet, sagte mein dazugezogener Herzspezialist: „Das hat ihr Herz gut mitgemacht!"

Die Untersuchung mit Echo und EKG zeigte es!

Die Haare fielen

Mein erster Tag bei der Chemotherapie war unheimlich, aber es lief alles ganz prima, nur nach der ersten Behandlung fielen auch meine Haare vereinzelt aus. Beim zweiten und dritten Mal ebenso. Ganz prima betreut wurde ich durch die Ärzte und Schwestern sowie die Helferin, eine Dame, die immer in das Chemozimmer kam, um mit jedem Einzelnen zu reden, Ängste zu nehmen; sie sagte mir einmal, dass sie Philosophie studiert habe. Es war eine angenehme Dame. Vor Ostern ließ ich mir in meinem Haarstudio die Haare von Martin abrasieren. Er sagte nichts, er heulte mit mir! Er hatte zwei Jahre lang Mühe, glänzendes Haar und eine lange Mähne bei mir zu stylen.

Als die Haare fielen, hing über dem Spiegel ein Handtuch. Als alles ab war, zog ich meine neu erworbene Perücke an. Ohne weitere Gespräche ließ ich Martin 10 Euro da. Er wollte nichts nehmen!

Um mich nach dieser schlimmen Erfahrung abzulenken, meine Haare nicht mehr zu besitzen, fuhr ich direkt zur Innenstadt ins Parkhaus, kam aus dem Ausgang und wurde zielstrebig von einer kleinen Zigeunerin angesprochen. Ausgerechnet jetzt! Ich sagte nichts, sie redete ganz schnell, sagte ein paar sehr zutreffende Dinge zu mir! Ich wurde von ihr zur Seite gebeten, meine letzten 20 Euro nahm sie dafür, dass sie sagte, ich hätte die Kraft, meine Krankheit zu überstehen! Mein Herz sei gesund! Um alles noch spiritueller zu machen, riet sie mir: „Nehmen Sie Brot, Salz und Blätter einer Rose, tragen sie dies sechs Wochen mit sich rum!“ Ich gab ihr das Geld, das ich für das neue Buch „Blond“ eigentlich ausgeben wollte. Jedenfalls hatte sie mich emotional so sehr ergriffen, mit ihren vielen schnellen Sätzen, die sie so schnell runtererzählt hatte. Das Buch „Blond“ hatte ich nun dadurch nicht, aber den Glauben daran, dass ich ein gesundes Herz habe. Was ja vom Spezialisten eine Woche später bei meinem regulären Arztbesuch während der

Studienbehandlung bestätigt wurde! Ich ging zu meiner Diätärztin, bei der ich drei Monate zuvor 10 kg abgenommen hatte, mit Messungen und einem Diätshake, und das alles drei Monate vor meiner Diagnose. Sie gab mir den Tipp, mal in den Kinofilm „Blond" zu gehen. Dieser Film handelte von einer jungen Frau, die ebenfalls eine Chemobehandlung durchmachen musste, es jedoch auch geschafft hat, die Krankheit zu überstehen. In dem Film geht es unter anderem um ihre Vielzahl von Perücken, die sie sich während der Chemobehandlung zulegte.

Verabreichte Mittel/Müdigkeit

An Chemotagen bestellte ich mir abends ein Taxi, weil ich einen Taxischein vom Brustzentrum erhielt. Anfangs mittwochs, dann bis zum Schluss der Behandlung immer freitags. Meistens legte ich mich gleich hin, nachdem ich zu Hause eintraf. Man merkte schon einen Unterschied zum Morgen, bevor die ganze Chemie in meinen Körper über den Port eingeflossen war.

Der Apotheker war immer der gleiche, der, der mit dem Brustzentrum ständig zusammenarbeitet. Die zusätzlichen Mittel, die mir vor der Chemo auch über den Port gespritzt wurden, waren gegen Übelkeit und Allergie; auch Kortison bekam ich.

Alle verabreichten Mittel halfen so gut, mir wurde nie übel! Trotz der giftigen Chemodosis!

Müde war ich nach Fenistilspritzen gegen Allergie, einen hochrot glühenden Kopf bekam ich jedoch. Alles, ohne Fieber zu haben! Die letzten vier Chemos waren verbunden mit einem Blasenschutzmittel. Dieses Präparat hatte auch eine sehr gute Verträglichkeit. Ich bedanke mich hierfür bei der zuständigen Ärztin, die meine Chemo so abstimmte, dass mir wenig Nebenwirkungen bewusst wurden. Die Sehstörungen waren laut meiner Augenärztin normal:

„Das wird wieder besser!“ Sie gab mir Tropfen zum Ausgleich der Trockenheit der Augenschleimhäute. Meine Blutwerte ließ ich vor jeder der zwölf Chemos im eigenen Labor des Elisabeth-Krankenhauses in Kassel kontrollieren. Dabei zog ich während der dreiwöchigen Chemotherapien auch meine neue Hausärztin vor Ort hinzu. Sie faxte die festgestellten Werte durch ihr beauftragtes Labor ins Brustzentrum. Einmal war Urlaubszeit, und ich ging zur nahegelegenen Praxis, die einsprang. Ein andermal war der Leukozytenwert sehr niedrig, ich war abwehrkräfteschwach nach der vierzehnten Chemotherapie! 3000 ist normal, ich hatte 600 – ein Krankenhausaufenthalt wurde zwischendurch zur Isolierung aber nicht notwendig! Bei 400 wäre es der Fall geworden, dazu kam es aber nicht.

Bekannte aus der Chemozeit

Eine Bekannte, die ich später in meiner Reha wiedergetroffen habe, sagte mir, sie war damals einmal bei 100 Leukozyten, musste dadurch stationär behandelt werden. Eine weitere Bekannte, die ich während der Chemotherapie auch kennenlernte, starb im neuen Jahr, leider hatte sie es nicht geschafft! Wir waren während der Chemotherapie ins Gespräch gekommen; sie konnte ich in der ganzen Zeit zum Lachen bringen, und wir wollten nach ihrer Reha mal chinesisch essen gehen, zusammen mit unseren Männern. Jedenfalls machte mich diese Nachricht sehr, sehr traurig! Ich denke an sie, weil sie an mein Krankenbett zu Besuch kam; sie machte mir mal Mut, da bei mir immer wieder Gewebe entfernt werden musste. Bei ihr war schon eine Gebärmutterentfernung vorausgegangen! Sie hatte keine Kinder! Wir konnten uns nicht mehr sehen; ich erwähne sie deshalb hier in einem Nachruf!

Ich wünsche Kerstin hiermit: Ruhe in Frieden!

Operationen

Die Operation erfolgte vier Wochen nach der letzten eingesetzten Chemotherapie. Hierbei wird der Gewebebereich der Brust entnommen, dort, wo einmal der Tumor saß. Bei mir wurde danach noch mehrmals nachreseziert. Das heißt, mehr und mehr wird entnommen und untersucht. Beim dritten Mal bekam ich nun gesagt, dass eine Amputation notwendig sei; das rechte Brustgewebe wurde komplett entfernt und eine Latissimusmuskel-Verpflanzung angeordnet – eine weitere große Operation somit erforderlich. Ein vierstündiger Eingriff.

Meine letzten Minuten vor der Operation waren sehr emotional, weil mir meine Kinder alles Gute wünschten. Ich schaute aus meinem Fenster, und da waren drei Marienkäfer; einmal flogen sie auch wieder von der Fensterscheibe weg, kamen dann aber in ein paar Minuten alle drei wieder zurück!!! „Wenn mir das mal Glück bringt", dachte ich!

Die Narkosevorbereitung und hinterher die Zeit im Aufwachraum dauerten von 10 Uhr bis 17 Uhr. Dann kam ich auf mein gewähltes Einzelzimmer. Aus verständlichen Gründen kam ich zwar im Aufwachraum wieder zu mir, merkte aber im Zimmer erst, dass ich wegen der Länge des Eingriffes einen Katheder in meine Blase bekommen hatte. Der wurde am Ende des Tages der OP wieder entfernt. Die Schwestern der Station schauten auch nachts jede Stunde vorbei, denn ich hatte drei Wundwasserflaschen mit einem Saugsystem, bei dem jede Stunde nachgeschaut wurde. Die Wunden, drei Narben, wurden sehr gut versorgt.

Reha

Nach neun Wochen, das heißt nach meiner Reha, sah alles von außen sehr gut aus. Die Chirurgen hatten ordentlich gearbeitet. Nun hatte ich die fünfwöchige Rehakur in Marburg über die Deutsche Rentenversicherung erhalten, die ich gleich vierzehn Tage nach der OP gerne antrat. Der Aufenthalt in der speziellen Klinik war ein weiterer Erfolg in der Behandlung. Bald schon nahte Weihnachten, diese Zeit konnte ich diesmal beziehungsweise dieses Jahr besser schätzen. So eine erholsame Phase erleben zu können war gut und richtig. Viel Sport wurde mir verordnet vom Chefarzt und meiner Ärztin in der Kurklinik. Schwimmen, Gymnastik im Wasser als auch in der großen Halle standen alle zwei Tage auf dem Plan. Mammagymnastik nannten sich die wohltuenden Übungen für die oberen Extremitäten. Gymnastikball, Theraband, Holzstab etc. wurden eingesetzt, um zum Beispiel mit diesen Hilfsmitteln gemeinsame Übungen zu turnen. Alle waren sehr einfach und wurden durch die Kursleiterin vermittelt. Ein medizinisches Training erhielt ich auch, in meiner freien Zeit konnte ich daran ebenfalls teilnehmen. Meistens zog ich es vor, an die frische Luft zu gehen. Machte auch mal Ausflüge ins nahegelegene Marburg. Besuch ins 120 km entfernte Marburg von Kassel erhielt ich wöchentlich, denn ich hatte es so vorher besprochen – keine Unterbrechung, keine Fahrt zwischendurch nach Hause. Der ganze Aufenthalt verging für mich wie im Flug, immer war Programm. Auch meine Töchter Juliette und Janine kamen mich an einem Samstagnachmittag einmal besuchen und sogar der Freund meiner jüngeren Tochter Janine begleitete sie. Mein Schwager aus zweiter Ehe mit seiner Frau kam, auch meine Schwiegermutter aus der zweiten Ehe, und mein Mann selber ging mit mir in Marburgs attraktive Stadt. Ja, einem Friseurbesuch in der Hair Lounge konnte ich auch nicht widerstehen. Ebenso wenig einem Besuch in einer schönen Lingerie.

Diese Besuche halfen mir, die Zeit zu überstehen, sogar mein jetzt dreijähriger Hund kam zweimal mit!

Nun behalte ich die sehr gute Genesungszeit in meinen Gedanken. Ich habe mich nach der Reha einmal noch an der Rückennarbe punktieren lassen. Dies kommt vor, es wurde zweimal nach so einer Operation erforderlich, nun ist alles gut!

Ich fühle mich sehr wohl und gehe zur Lymphmassage und in nächster Zeit zweimal wöchentlich zu einer Reha-Sportgruppe; dafür bekam ich aus dem Brustzentrum ein Formular, welches ich in einem nahegelegenen Fitnesszentrum einreichte, doch zuvor wurde es auch von meiner Krankenkasse abgestempelt und unterzeichnet.

Zweimal wöchentlich, dienstags um 14 Uhr und donnerstags um 17 Uhr, die Termine kann ich sehr gut mit meinem neuen kleinen Minijob vereinbaren und sogar mit meiner Lymphmassage. Schwimmen gehe ich zwischendurch, wenn ich mag, denn all die sportlichen Betätigungen machen mich glücklich. Die Gespräche mit den Onkopsychologinnen aus dem Brustzentrum als auch in der Rehaklinik stärkten mich darin, dies so zu machen. Glücksgefühle schaffen. In einer Gruppe zogen wir Karten in einer Sitzung, dabei zog ich Frieden und Verantwortung! Beide Begriffe nehme ich gerne mit in meine Zukunft, das gibt mir gleichfalls wieder ein Glücksgefühl. Ein weiteres ist in meinen Gedanken präsent, nämlich der Besuch der wunderbaren Kapelle im Elisabeth-Krankenhaus, von wo aus ich meine Gebete sendete. Auch die Marburger Elisabeth-Kirche war ein Geschenk für mich, einmal dahin zu kommen; an einem Gottesdienst sonntags nahm ich mit noch einer Frau aus der Reha teil. Alle guten Strukturen nehme ich mit in meine Wochenplanung, und einen kleinen Minijob habe ich auch bekommen, der mir hoffentlich gelingt. Hierzu erhielt ich einen Jahresvertrag. Wobei ich schon an meine nächste Anschlussreha erinnert habe, die ich im nächsten, im vierten Quartal 2014 hoffentlich genehmigt bekomme. Die gesamte lange Zeit im vergangenen Jahr hat mich reifen lassen. Die Wechseljahre wurden von der Chemotherapie an früher eingeleitet. Nun habe ich überhaupt keine Menstruation mehr, ich vermisse diese auch nicht. Durch Sport und Bewegung kommen sehr selten Hitzewallungen auf. Seit meiner OP am 08.10.2013 nehme ich nun Tamoxifen; es ist ein Antihormonmittel, welches bei meiner Erkrankung gegeben wird, nämlich wenn der Tumor hormonabhängig war. Das Mittel vertrage ich derzeit gut, ich hoffe, dass es auch dabei bleibt. Zwei Jahre wird mir dieses Mittel nun verschrieben. Heute, am 30.12.2013, ziehe ich gerne mal einen Psychologen zurate, weil ich meinen Start am 3. Januar 2014 gut bewältigen möchte. Diesbezüglich lasse ich mich gerne vorher auf ein Gespräch ein. Der Termin soll mich vorab stärken, denn noch weitere Enttäuschungen mag ich mir nicht wünschen.

Die Wechseljahre: Aufbruch zu neuem Leben

Die Wechseljahre beginnen, wenn auch nur allmählich, bereits jenseits des vierzigsten Lebensjahres mit dem Nachlassen der Östrogenproduktion in den Eierstöcken. Stattdessen werden in der Hirnanhangsdrüse (Hypophyse) zunehmend andere Hormone, die sogenannten Gonadotropine gebildet. Besonders im Zeitraum der Überschneidung beider Hormonspiegel, in dem ein relativer Sexualhormonmangel besteht, bekommen manche Frauen verschiedene Umstellungssymptome wie Hitzewallungen, Stimmungsschwankungen, Depressionen, Trockenheit der Schleimhäute (besonders der Scheide); Knochen- und Gelenkschmerzen, Osteoporose (sie kommt übrigens nur bei manchen Frauen vor, und es gibt sie auch bei Männern); Schlafstörungen und so weiter. Die körperliche Umstellung auf andere Hormone bleibt sicher nicht ohne Konsequenzen. Es erfolgt vor allem eine körperliche und seelische Veränderung. Man kommt in einen neuen Lebensabschnitt, in den „Herbst“ des Lebens mit seiner Weisheit, Erfahrung, Ruhe, Gelassenheit, aber auch mit der Wehmut des nahenden Alters, dem Nachlassen der Kräfte und Funktionen. Dies muss verarbeitet werden, um geistig und spirituell daran zu reifen.

Diese Reife ist wie ein Schatz für die Frau und ihre Welt.

Wie sehr werden weise und gütige Mütter und Großmütter gebraucht! Viele Frauen der Geschichte haben ihre Größe in den Wechseljahren erlangt. Hildegard von Bingen schrieb in dieser Zeit der Umstellung ihre visionären Bücher „Causae et Curae" sowie ihre Naturheilkunde „Physica".

Hier wird Energie frei, die sonst in den alltäglichen Aufgaben und oft in so vielen Nichtigkeiten und auch Unwichtigkeiten gebunden ist. Die Kinder werden erwachsen und verlassen das Haus. Sie haben Ihre mütterliche Wärme übrig, und „das Blut kocht" (Hitzewellen): Diese Wärme, diese Energie muss positiv in eigene Aktivitäten umgesetzt werden. Nun können Sie tun, was Sie schon immer wollten, aber nie geschafft haben. Malen, ein Buch schreiben, Vorträge halten, Sport treiben ...

Aber vor allem nicht nur um Ihrer selbst willen, sondern um anderen mit Ihren Erfahrungen zu helfen, mit Ihrem Hildegard-Wissen und Ihrer Güte. Staut sich jedoch diese Energie ohne Aktivität, so leiden die Frauen an Hitzewallungen, Schweißausbrüchen und Depressionen.

Quelle: Die Heilkunde der
Hildegard von Bingen

Typische Wechseljahrsbeschwerden

Von achtzehn Millionen deutschen Frauen im Alter von fünfundvierzig bis fünfundsechszig Jahren leiden sechs Millionen unter klimakterischen Beschwerden. Raucherinnen kommen durchschnittlich fünf Jahre früher ins Klimakterium, wodurch die Sexualhormonproduktion rasch abnimmt. Zigarettenrauchen verhindert die Östrogenaktivität. Hinzu kommen die Frauen, die nach einer Totaloperation plötzlich im „Klimakterium“ stehen:

Folgende Beschwerden stehen im Vordergrund:

- unregelmäßige Blutungen
- Hitzewallungen, Schweißausbrüche, Kälteschauer
- Schwindel, Herzklopfen, Angina-Pectoris-Anfälle
- Erschöpfung, Leistungsabfall, Antriebsschwäche, Vergesslichkeit
- Stimmungsschwankungen, Depressionen, Reizbarkeit, hysterische Zustände
- Osteoporose, Risiko von Knochenbrüchigkeit, Witwenbuckel

Die Hormontherapie bringt keine Lösung im Sinne einer aktiven, positiven Verarbeitung. Im Gegensatz, sie unterdrückt nur die Symptome und birgt darüber hinaus das Krebsrisiko. Zwischen der Östrogentherapie und Brustkrebs gibt es einen möglichen Zusammenhang, weil das Wachstum hormonabhängiger Tumoren durch Östrogen angeregt werden kann. Außerdem kann es zu schweren Lebererkrankungen und Emboliegefahr in Gefäßen und Lunge kommen. Ganz abgesehen von dem Phänomen, dass die Frauen immer dicker werden (Übergewicht), weshalb manche noch bewundernd feststellen: Ich habe keine Falten mehr.

Ganz anders ist die Bewältigung des Klimakteriums auf natürliche Art und Weise, wenn man den Dingen ihren Lauf lässt und den frei werdenden Energieschub aktiv in neue Betätigungen steckt. Der Verlust der fruchtbaren Jahre wird von vielen Frauen als Gewinn an neuer Lebensenergie gesehen, als Neubeginn und nicht als Ende empfunden. Und ein Trost für alle: Keine Angst, die Wechseljahre gehen auch wieder vorbei.

Hildegard von Bingen als Vorbild der Frau

Hildegard, obwohl selbst lebenslang kränklich und schwach, benutzte die frei werdende Energie der Wechseljahre, um ihre vielfältige Kreativität zu entfalten. Damit wird Hildegard in unserer Zeit zu einem Leitbild für die heutigen Frauen, die darunter leiden, dass der Zeitraum zwischen achtundvierzig und achtundfünfzig durch eine negative Einstellung als Krankheit, speziell als Östrogenmangelkrankheit, angesehen wird.

Aktive Verarbeitung ist angesagt

Die tiefen Ängste der Frauen vor dem körperlichen Verfall, die negativen Botschaften über das Altwerden nutzt die Pharmaindustrie heute geschickt für ihre eigenen Zwecke aus, um zu suggerieren, dass alle Frauen in der Menopause Östrogen brauchen. Kein Wunder, dass über 90 *% der* Frauen im Klimakterium Sexualhormone schlucken, die ihnen ewige Jugend und Gesundheit versprechen. Aber der Preis für diese Therapie ist gewaltig, da Östrogene und Progesterone zwar die Symptome der Wechseljahre unterdrücken, nicht aber das Verständnis zur eigenen natürlichen Entfaltung wecken. Darüber hinaus haben Östrogene einige gefährliche Nebenwirkungen. Durch Östrogen wuchert das Gewebe in Brust, Gebärmutter und Eierstöcken und stimuliert die Auslösung von Tumoren.

In einer groß angelegten Studie wurde in den USA von 1978 bis 1992 bei etwa 130 000 Krankenschwestern festgestellt, dass die Brustkrebsrate bei denjenigen, die im Klimakterium Hormone nehmen, deutlich erhöht ist. Frauen, die in der Menopause Östrogene allein oder in Kombination mit einem Gestagen einnehmen, haben im Vergleich zu Kontrollpersonen (Frauen, die keine Hormone nehmen) ein um 40 % höheres Risiko, an Brustkrebs zu erkranken. Bei Frauen im Alter von fünfundvierzig bis fünfundfünfzig Jahren ist Brustkrebs heute die häufigste Todesursache. Bei über sechzig Jahre alten Frauen, die länger als fünf Jahre Hormone eingenommen haben, ist dieses Risiko sogar noch um 70 % höher als bei Frauen, die eine solche Therapie nicht erhalten haben.

Für Hildegard ist das Einsetzen des Klimakteriums ein ganz natürlicher Prozess, der mit keinen größeren Schwierigkeiten verbunden sein muss. Sie schreibt in ihrem Lehrbuch: „Vom fünfzigsten Lebensjahr, zuweilen auch erst vom sechszigsten ab wird die Frau an den fensterähnlichen Orten verengt und nimmt dort zu, so dass der Bauch des Monatsflusses in seine Behausung, das heißt in die Glider, wieder zurückkehrt, wie ein Acker, der nach langer Bewirtschaftung nun keinen Samen für Frucht und Getreide mehr aufnehmen, keimen lassen oder zur Reife bringen kann außer Blumen und anderen guten Gräsern. Dieser Zustand währt bei der Frau bis zu ihrem achtzigsten Lebensjahr, von wo ab sie ganz von ihren Kräften verzehrt ist.

Vom fünfzigsten oder bei einigen Frauen vom sechszigsten Lebensjahr ab hören die Monatsflüsse auf, und die Gebärmutter beginnt, sich zusammenzufalten und zusammenzuziehen."

In Wahrheit leiden viele Frauen unter den Krankheiten, weil das Klimakterium mit so viel Angst und negativen Erwartungen sowie mit dem Vorurteil verbunden ist, alt zu werden bedeute zum „alten Eisen" zu gehören.

Die Behandlung in den Wechseljahren/ Ernährung bei Brustkrebsdiagnose

In der Naturheilkunde und speziell in der Hildegard-Heilkunde gibt es viele wirksame Maßnahmen, die Beschwerden des

Klimakteriums auf natürliche Weise ohne Östrogene zu lindern, zum Beispiel die folgende:

Salbeitee und -wein

Hildegard schreibt: Salbei ist nützlich gegen alle Schadsäfte, weil Salbei trocken ist. Die Salbeiblätter sind nämlich, roh und gekocht gegessen, für den gut, den Schadsäfte plagen. Nimm auch Salbeiblätter und pulverisiere sie und iss dieses Pulver mit Brot, und es vermindert den Überfluss an Schadsäften in dir.

1 TL Salbeiblätter, 1 Glas Wasser oder Wein 1 Minute kräftig aufkochen, absieben, langsam schluckweise trinken.

Nur ein Beispiel aus der Hildegard-Heilkunde.

Eine Ernährungsumstellung nach der Diagnose erfolgte sehr rasch.

- Getränke: Salbei-, Fencheltee, Mineralwasser
- Gemüse: Blumenkohl, Erbsen und Möhren, Salate, Rote Bete, Brokkoli, Sellerie, Rettich, Spargel
- Kartoffeln, Reis
- Hähnchenfleisch, Kalbsgeschnetzeltes, Fisch (wegen des Omega-3-Gehalts)
- Beeren, antioxidanshaltige Äpfel (rote Schale)
- Kräuter: Dill, Basilikum, Petersilie, Schnittlauch, Kurkuma, Cayennepfeffer, Pfeffer schwarz, Salbei
- Dinkelbrot, Brötchen, Vollkornbrot, Vollkornbrötchen, keine Weizenprodukte
- Käsesorten (außer Camembert und Schimmelkäse)
- Quark und Joghurt mild
- Spirituosen: keine, außer ab und zu ein Glas Rotwein trokken
- regelmäßige Mahlzeiten
- keine Erdbeeren, Pfirsiche
- keinen Essig, sondern Zitronen

- keine Grapefruits
- keine rohen Fleischsachen, wie zum Beispiel Steaks medium oder blutig oder Tatar, nichts Gepökeltes oder Gegrilltes
- Öl: Raps-, Lein-, Olivenöl
- Kleine Warenkunde, die auch bei Allergien oder auch bei Krebsdiagnosen von Vorteil ist.
- Hühnerbrühe, Hafer-, Dinkel-, Gries-, Reisbrei

Ich habe mal in meiner Trennungsphase beruflich bei einer Fastfood-Kette gearbeitet, mich teilweise hauptsächlich davon ernährt. Von diesen Produkten hauptsächlich zu leben ist sehr ungesund, wegen des zu hohen Kohlenhydrateanteils, und daher auf Dauer schädlich; Softdrinks (Limonade) sind außerdem zu süß.

Säfte sollten ganz gemieden werden außer frischen Bioobst-Smoothies. Wer sich an diese Sachen hält, ist etwas optimaler/geschützter ernährt, besonders wenn keine Weizenprodukte, Kuchen et cetera gegessen werden und beim Kauf auf Schokolade mit 70 % Kakaoanteil geachtet wird.

Auf alle Produkte mit E-Kennzeichnung verzichten!

So viel zur Ernährung.

Freizeitgestaltung

Bewegung überhaupt tut gut, zum Beispiel an der frischen Luft, Spaziergängen im Wald.

Das soziale Umfeld verbessern, gute Atmosphäre schaffen, achtsames Verhalten privat als auch beruflich zeigen; für Rücklagen sorgen, denn auch mal etwas Schönes machen zu können – und sei es auch etwas, was nicht wirklich etwas kostet – entfacht ein Glücksgefühl in einem, was sehr wichtig ist. Am Leben teilnehmen, sich nicht ausgrenzen, denn Isolation und Einsamkeit können auf Dauer sehr traurig machen, deshalb lieber eine Atmosphäre/Tagesstruktur schaffen, die einem guttut. Außerdem ist Lachen eine entspannende Übung. Momente der Entspannung täglich einbauen! Dies sind gute Vorsätze, egal ob für Silvester und zum Geburtstag. Bei jedem sollte zwischendurch auch immer mal ein Feedback stattfinden, Hektik und Stress haben an jedem Tag eine Auszeit verdient. Hobbys sind daher wichtig, um keine negativen Gedanken zuzulassen. Ziele stecken ist auch eine gute Strategie, jeder kann dies tun; das Ziel muss nicht allzu schwer erreichbar oder weit entfernt sein; ganz einfache Ziele stecken, die auch umsetzbar sind. Das ist die Faustregel in meinem Leben seit meinem fünfzigsten Lebensjahr.

Der Familienzusammenhalt hilft mir, jedes meiner Kinder hat seine eigenen Aufgaben im Alltag. Die Wohnsituation ist in meiner zweiten Ehe nicht die beste für mich und für meine Kinder, die ja in der unmittelbaren Nähe meines Ehemannes leben. Im Familienhaus mit vielen Zimmern, großer, modernster Küche, einem Badezimmer mit Dusche, Wanne und WC. Alle Bilder, die ich damals aussuchte, hängen noch immer an frisch tapezierten Wänden. Die gewohnte Umgebung in meinem Heimatort besuche ich heute immer wieder sehr gerne, obwohl ich mich von Zeit zu Zeit auch mal in einem Eiscafé in einem Einkaufszentrum mit meinen Töchtern treffe. Den diesjährigen Heiligen Abend verbrachte ich im Beisein meiner Kinder und des Vaters. Mein Ehemann blieb mit seiner Mutter in seinem Elternhaus. Später fuhr ich auch noch dorthin zurück, um mit ihnen ebenfalls ein paar Stunden zu verbringen.

Nachwort

Seit meiner Anschlussbehandlung – Reha in Marburg – weiß ich, dass ich gerne wieder eine Arbeit aufnehmen würde. Eine 1,5-Stunden-Reinigungsstelle an drei Tagen. Den Arbeitsvertrag auf ein Jahr erhielt ich gleich im neuen Jahr. Bei einer Apollo-Filiale mache ich wöchentlich meine 3,75 Stunden, so viel schaffe ich im Moment. Da die Erwerbsminderungsrente im August 2014 überprüft wird, lasse ich mich auf keine weiteren Sachen ein. Diesmal möchte ich mich nicht zu sehr auspowern! Die Vergangenheit hat mich das gelehrt! Auch den hinzugezogenen Coach nehme ich gerne einmal freiwillig in Anspruch, ich möchte Klarheit über mein Verhalten von damals schaffen. Dadurch nahm ich erstmals Kontakt mit einer Praxis, einem Verhaltenstherapeuten auf. Auf dem Schild stand auch Sexualtherapeut, na ja, ich denke, ich bin schon etwas geschult, eine gewisse Vorsicht besteht. Auch Medikamente von früheren Ärzten aus der Vergangenheit lehne ich sehr ab. Ich möchte von mir wissen, was ich wirklich noch schaffen kann. Dabei, mich richtig einzuschätzen, half mir das Jahr 2013 sehr, es war kein verlorenes Jahr! Es machte mich achtsamer als je zuvor. Eine Persönlichkeitsstörung liegt nicht anhaltend vor, denn wer solch eine Diagnose mit Ruhe und ohne Psychopharmaka schafft, ist noch sehr gut beieinander. Strukturen im Alltag und richtige Menschen um mich herum gelten bei mir als Erfolgsrezept!

In einer solch schweren Phase macht man Fehler. Damit meine ich ausschließlich die wirren Zeiten, in denen mir wichtige Bezugspersonen wegstarben. Nun sind viele Erkenntnisse bei mir präsent; mit den Erfahrungen, die ich machen musste, wuchs ich.

Ich habe festgestellt, das Mittel Tamoxifen, welches mir von der Chefärztin des Brustzentrums im Elisabeth-Krankenhaus verordnet wurde, verhindert nun meine Regelblutung. Ich wurde mit dieser kleinen Tablette in die Wechseljahre geschickt! Das tut mir ehrlich gesagt gut!

Nach der OP, ab 5.8. wurde mein Hormonspiegel erneut gemessen: laut Labor Lebrozol 2,5 mg wurde schnell angeordnet weil es laut Spiegel und Diagnose nach OP in der Konferenz so angeordnet wurde und eine 4-wöchige Zoladex 3,6 mg Spritze meiner Frauenärztin.

Man wird gelassener, teilt seine Energie sinnvoll ein. Laut Nebenwirkungen gibt es daraufhin Gewebewassereinlagerungen, was ich schon merke, aber Spaziergänge, Sport, Arbeit und Schwimmbad sollen mir dabei helfen, es gesund anzugehen! Bei meinem nächsten Nachsorgetermin, welcher nun in dreimonatigen Abständen folgt, hoffe ich weiterhin ohne Befunde zu bleiben.

Made in United States
Troutdale, OR
11/03/2026

56845250R00032